CONTRIBUTION

A L'ÉTUDE DE L'ACONITINE

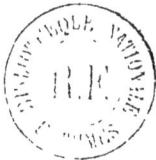

ACONIT NAPEL DU PILAT ET SON ACONITINE

PAR L. DUCHER,

Pharmacien en chef des Hôpitaux

SAINT-ETIENNE

Imprimerie, lithographie et papeterie J. PICHON, rue de la Croix, 13

1894

ACONIT NAPEL DU PILAT ET SON ACONITINE

Par L. Ducher, pharmacien en chef des Hôpitaux (1).

I. HISTORIQUE.

L'extraction du principe immédiat qui imprime aux Aconits la caractéristique de leur si remarquable activité, s'est posée comme une importante conséquence de la découverte de la première base végétale. Les Aconits Napels, entre autres, étaient largement utilisés en médecine sous des formes pharmaceutiques qui reproduisaient naturellement les desiderata de leurs variations botaniques. Aussi l'étude chimique de ces végétaux a suivi de près les travaux de Sertuerner.

Mais tout d'abord, les méthodes générales d'analyse, trop brutales pour le cas particulier de l'Aconit, ont conduit à des résultats analogues.

Pendant une période de cinquante années, depuis Hesse jusqu'à Hottot, on a obtenu des sortes d'extraits pulvérulents dont la puissance physiologique était sous la dépendance du principe réellement actif que la richesse du végétal employé pouvait fournir, que l'habileté du préparateur parvenait à soustraire aux réactifs mis en œuvre. Ces mélanges complexes, tantôt presqu'inactifs, tantôt d'une toxicité redoutable, ont tous reçu le nom d'Aconitine; à la faveur de cette dénomination, ils ont consacré, pour la routine, la découverte d'une espèce chimique qui n'existait pas encore et ont pris place au nombre des médicaments.

La cristallisation était la solution rationnelle de ce problème. En obtenant l'Aconitine à l'état cristallisé, Duquesnel a donc fait franchir à la question le pas capital qui la met sur son vrai terrain.

(1) Extrait de la *Loire Médicale*. — Nos des 15 novembre et 15 décembre 1893 et 15 janvier 1894.

Voici plus de vingt ans que ce progrès est accompli. Et cependant la médecine, qui avait même le devoir de l'attendre pour faire de l'Aconitine un médicament, n'est pas encore à la veille de recueillir, comme pour les autres alcaloïdes, les fruits dont le résultat acquis lui procurait aussitôt le bénéfice. L'Aconitine, à l'état cristallisé, devient le summum d'une activité qui n'a pour ainsi dire plus de limites. Sa puissance met la susceptibilité individuelle en jeu, à tel point qu'il était de toute nécessité que la thérapeutique se débarrassât radicalement de l'héritage des devanciers de Duquesnel.

Le dernier Codex a bien adopté l'Aconitine cristallisée, mais l'Aconitine amorphe, officinale en 1864 sous le nom de Hottot, n'en n'a pas moins conservé, dans les formulaires, une place que lui vaut son activité moindre. Et pourtant l'Aconitine cristallisée n'a-t-elle pas enlevé à l'Aconitine amorphe la raison suffisante de ses applications médicales?

Amorphe, l'Aconitine ne fait point disparaître les desiderata des préparations auxquelles la médecine a tout intérêt à se soustraire: forme pharmaceutique, elle-même, nous ne saurions trop le répéter, elle en accuse tout simplement le caractère de gravité. Préférer ainsi une substance qu'il faut subir avec toutes les conséquences de ses variations à un corps dont les propriétés permettent d'en doser l'énergie, autrement intense, il est vrai, est contraire aux lois mêmes de la thérapeutique.

La coexistence de l'Aconitine amorphe et de l'Aconitine cristallisée a permis la substitution inévitable de l'une à l'autre. Elle a jeté sur la toxicité réelle de la dernière l'obscurité la plus grande. Elle a facilité l'accès à tous les produits commerciaux qui portent le nom d'Aconitine. Cela est si vrai qu'aujourd'hui le mot s'applique à toute substance qui, par un procédé quelconque, peut être retiré de l'Aconit. Le docteur Vidal (1) a traduit ainsi une opinion qu'il a bien voulu nous demander. Il n'est pas jusqu'aux adjectifs amorphe et cristallisé qui n'aient apporté leur trouble dans la question. En effet, les sels d'Aconitine et principalement

(1) Aconits et Aconitines. Toxicologie, par le docteur Jean Vidal. — Thèse de la Faculté de Médecine de Lyon, 1893.

l'azotate, grâce à leur solubilité qui en assure l'absorption totale, ont remplacé la base presque complètement. Or l'Aconitine cristallisée, c'est-à-dire débarrassée de ses impuretés, est le point de départ de leur préparation : tel est du moins — pour l'azotate — le procédé du Codex. Les eaux mères, par la concentration, laissent déposer, l'azotate cristallisé : le résidu de leur évaporation à siccité représente l'azotate amorphe. Sous cet état, le sel perd la garantie de pureté qu'il trouve dans la cristallisation : il ne saurait donc devenir officinal. Mais il est loin de subir, dans l'intensité de son action, des modifications profondes que l'Aconitine amorphe présente. Son activité, et nous l'avons constaté (1) peut égaler celle de l'azotate cristallisée.

Aussi le mot amorphe, en rapprochant l'Aconitine et l'azotate, a créé une confusion, trop méconnue, dont on pourrait retrouver les effets dans la plupart des accidents qui, de temps en temps, remettent la question à l'ordre du jour.

Une conclusion nette se dégage de l'examen que nous venons de faire. Elle consiste tout entière dans la réforme thérapeutique dont nous avons parlé. Sa mise à exécution atténuerait tout au moins l'hésitation qui nous apparaît comme le fait dominant de l'emploi de l'Aconitine.

Mais si cette hésitation a pris son origine dans les faits examinés jusqu'ici, elle semble tirer sa justification des travaux mêmes de Duquesnel.

Après avoir établi la valeur physiologique du corps cristallisé retiré, par lui, de l'Aconit Napel du Dauphiné, Duquesnel la compare au corps également cristallisé que, quelques années auparavant, Groves, chimiste anglais, avait isolé de l'Aconit Ferox. Les expériences auxquelles Laborde a apporté l'autorité de sa science, lui montrèrent que le premier est moins actif que le second; celui-ci est devenu la Pseudo-Aconitine. Le principe actif des Aconits varie donc d'une espèce à l'autre.

Duquesnel, poursuivant ses recherches, prépara ensuite par le même procédé l'Aconitine d'Aconits Napels récoltés en Suisse, dans les Vosges, dans les Pyrénées. L'expérimentation

(1) *Loire Médicale* du 15 août 1892. — Un cas d'empoisonnement par le nitrate d'Aconitine suivi de mort. — Analyse du médicament.

lui fit encore saisir entre chacune d'elles des différences qu'il crut suffisantes pour établir un classement de toxicité. Ainsi se vérifiait l'hypothèse qu'il avait conçue : *La variabilité botanique entraîne la variabilité dans l'intensité de l'action physiologique et toxique* (1).

Et ici, il n'est pas question du fait banal de la richesse du végétal diminuée ou augmentée par telles ou telles conditions climatériques. Il s'agit de l'Aconitine elle-même subissant sous l'influence de variations botaniques même légères, un changement de constitution dont la résultante est précisément la variabilité de la toxicité.

Cette complication est d'autant plus grave que la chimie est incapable à l'heure actuelle de fixer par des données précises qui en permettent la caractérisation, les modifications moléculaires. C'est à peine si Duquesnel a pu saisir une déviation plus ou moins accentuée sur la lumière polarisée.

Cette loi admise enlève à l'Aconitine tout le bénéfice de l'identité que la cristallisation lui assurait. Son emploi est dès lors inséparable des conséquences qui en découlent. Sa posologie est subordonnée à sa puissance. Chacune de ses applications doit faire surgir la nécessité de connaître l'origine du végétal qui a fourni l'Aconitine : Japonicum, Ferox, Napel : l'habitat de l'Aconit Napel : Suisse, Dauphiné, Vosges, Pyrénées. Le Codex a tranché la question en ce qui concerne l'espèce : il dit, Aconit Napel. Mais, au sujet de Napel, il laisse le champ libre : tous peuvent être utilisés, depuis le cultivé jusqu'à celui de Suisse.

Si nous mettons en parallèle l'inportance du fait énoncé par Laborde et Duquesnel et les expériences sur lesquelles ils l'ont édifié, nous sommes en droit de nous demander si la démonstration peut être considérée comme définitive. La susceptibilité de l'individu n'est-elle pas le facteur principal des variations enregistrées et mises au compte de l'Aconitine? Au cours d'expériences, sur lesquelles nous reviendrons, nous avons obtenu avec des doses égales d'une même Aconitine, des résultats qui ont varié du simple au double.

(1) Des Aconits et de l'Aconitine. Laborde et Duquesnel. 1883.

D'autre part le docteur Cassariny (1) a étudié, dans le laboratoire de Brouardel, la toxicité d'Aconitines cristallisées extraites d'Aconits Japonicum, Ferox, Napel. Les uns étaient de fabrication allemande, (Merck, Tromsdorff) : les autres de fabrication française (Mialhe, Duquesnel); nous citons sa conclusion :

L'Aconitine amorphe a une action toxique très variable. Les Aconitines cristallisées françaises et allemandes ont un pouvoir toxique presque égal.

Nous sommes loin de vouloir nier à priori la possibilité des variations que Laborde et Duquesnel ont tenté de faire ressortir. L'hypothèse de leur existence peut s'appuyer sur les faits de cette nature dont le domaine de la chimie s'est déjà enrichi : nous rappelons l'Atropine et ses isomères.

Nous pensons tout simplement qu'elles doivent recevoir leur confirmation définitive des progrès de la chimie. En pénétrant la molécule, elle pourra établir l'arrangement des atomes ou des groupes d'atomes qui entrent dans sa constitution. Elle montrera qu'à tel groupement correspond telle Aconitine. Les variations de sa puissance peuvent être liées à la substitution de tel ou tel radical : c'est d'ailleurs là, il faut le reconnaître, le sens de la théorie émise à ce sujet. Mais à l'heure actuelle, l'histoire chimique de l'Aconitine se résume, à notre avis, dans le fait unique de sa préparation à l'état cristallisé.

Aussi les expériences physiologiques qui, sans pouvoir s'appuyer sur les données de la chimie, tirent de la résistance animale des conclusions de cette importance, doivent apporter avec elles le contrôle du nombre. Précisément ce n'est point le cas pour celles qui ont donné naissance à la variabilité de l'Aconitine. La race, l'âge, l'état de santé, sont tout autant des causes d'erreur qu'il convient de ne pas perdre de vue. Il est bien permis d'admettre qu'elles infirment la valeur des résultats.

L'exposé de la question de l'Aconitine, telle que nous la comprenons, était nécessaire pour expliquer l'idée du travail que nous présentons et justifier son opportunité.

(1) Contribution à l'étude de quelques Aconitines. Thèse de la Faculté de Médecine de Paris, 1891.

L hypothèse de Laborde et Duquesnel est-elle vraie? Il est de toute nécessité de connaître la valeur de l'Aconitine des Aconits Napel qui sont employés en pharmacie. Ainsi se dégage le but de l'analyse de l'Aconit Napel du Pilat dont l'activité aussi bien que l'abondance est largement mise à profit dans notre région. La botanique du végétal, l'extraction de l'Aconitine et son étude chimique, font donc l'objet du paragraphe suivant.

Puis la comparaison de cette Aconitine avec d'autres, mais dans des conditions où les effets de la race, de l'âge, etc., auront été sinon anihilés totalement, du moins amoindris, si elle nous fournit des résultats sensiblement égaux, n'atténuera-t-elle pas l'importance de ces variations auxquelles on fait jouer un si grand rôle dans toutes les affaires d'empoisonnement, suites d'une médication mal conduite?

Le troisième paragraphe comprend le détail des expériences physiologiques auxquelles nous avons soumis l'Aconitine extraite de l'Aconit du Pilat.

II. ACONIT NAPEL DU PILAT ; EXTRACTION DE SON ACONITINE.

Le Pilat est un massif important des Cévennes. Il se compose de trois chaînons parallèles séparés par des vallées profondes.

Mais le nom de Pilat s'applique plus spécialement au chaînon central. — Il naît à Givors et se prolonge jusqu'à la Loire, dans la direction d'Yssingeaux. Il comprend le Mont-Pilat qui est en somme, — d'abord avec le Crêt de la Perdrix (1) ensuite avec le Crêt de l'Aillon ou de l'Œillon — composé des points culminants non seulement du chaînon mais encore du massif tout entier.

Nous ne songeons pas à faire une description de ce site souvent exploré. Notre travail ne comporte point une pareille digression. D'ailleurs son histoire est suffisamment riche en documents. Nous pouvons citer les ouvrages de Du Choul (2), de La Tourette (3); rappeler le voyage de J.-J. Rousseau qui, par suite du mauvais temps et d'une entorse que lui valut sa myopie, en rapporta une fâcheuse impression. Nous mentionnons également la lettre de Monseigneur Donnet au vicomte de St-Trivier (4); le voyage de Seytre de la Charbouze (5); le voyage humoristique du docteur Francus (6). Nous terminons par le plus intéressant de tous ces récits d'excursions celui de Mulsant (7).

L'Aconit Napel est très répandu sur le Mont-Pilat. On le

(1) Le Crêt de la Perdrix est à 1434 mètres; celui de l'Aillon à 1365 mètres.

(2) Du Choul. — Pilatis montis descriptio. Lugduni 1555. — Edition Pitrat aîné, 1868.

(3) La Tourette. — Voyage au Mont-Pilat, contenant les observations sur l'histoire naturelle de cette montagne, suivi du catalogue des plantes qui y croissent. — Avignon et Lyon, 1770.

(4) Un voyage au Mont-Pilat en Forez. Lettre adressée par l'archevêque Donnet au vicomte Hippolyte de St-Trivier. Bordeaux, 1866.

(5) Voyage au Mont-Pilat, ou visite à mon pays. Seytre de la Charbouze. — 1874.

(6) Voyage humoristique, politique et philosophique au Mont-Pilat. — 1890.

(7) Souvenirs du Mont-Pilat et de ses environs. 2 volumes. Lyon, — 1870.

trouve aux sources du Gier. On le rencontre en plus grande abondance dans les parties pierreuses du revers méridional de la chaîne, parties situées entre le Crêt de la Perdrix et la Croix de l'Aillon. Il existe aussi aux sources du Dorlay.

Indépendamment du Napel le Pilat possède un autre Aconit, le Lycoctonum ou Aconit Tue-Loup. Mais cette plante, assez commune autrefois, est devenue une rareté. On peut la trouver dans les bois, aux sources du Dorlay et du Gier, et enfin sur la droite du sentier qui conduit de la rivière de Doizieux à la ferme de Botte.

Nous n'avons jamais rencontré l'Aconit Tue-Loup. Plus heureux que nous, M. Dechamps, pharmacien à St-Chamond, savant botaniste pour lequel le Pilat n'a plus de secret, en a cueilli quelques pieds l'année dernière encore. Et puisque nous avons prononcé le nom de notre distingué confrère, nous lui adressons les remerciements auxquels il a largement droit. Nous lui devons la plupart des renseignements dont nous profitons aujourd'hui.

Brièvement nous passerons en revue les points importants de la botanique des Aconits.

Ils appartiennent à la tribu des Helleborées de la famille des Renonculacées : ils constituent, d'après les travaux de Baillon, une section du genre Delphinium.

Parmi les espèces nombreuses de cette section se trouve l'Aconit Ferox qui appartient à l'Asie, et l'Aconit Napel, vulgairement appelé Char de Vénus, plante médicinale commune des régions montagneuses élevées de l'Europe. Ses caractères sont les suivants :

Racine renflée. Tige de 5 à 12 décimètres, grosse, ferme, pubescente au sommet. Feuilles profondément palmati-séquées, à segments cunéïformes : 1—2 fois bi ou tri-partites, à partitions irrégulières, lancéolées, linéaires. Casque hémisphérique à bec horizontal. Pétales à sac roulé en volutes. Fleurs ordinairement d'un bleu foncé, quelquefois violacées, rarement blanches, en grappes ou en panicules racémiformes, à rameaux divisés. Elle fleurit, — suivant l'altitude, — de juin à août.

Cette description est exactement celle de l'Aconit sur lequel ont porté nos recherches. Elle était donc nécessaire pour éviter toute contestation possible sur la valeur de la dénomination Napel que nous lui ajoutons. Au reste, l'Aconit Tue-Loup classé dans la section Lycoctonum du genre Delphinium de Baillon, ne pouvait être confondu avec le Napel. La coloration jaune de ses fleurs, la forme et les dimensions du casque, en un mot l'ensemble de ses caractères si bien tranchés, s'opposaient à cette confusion première. Nous rappelons sa rareté au Mont-Pilat et nous expliquons ainsi pourquoi nous n'en avons pas fait une étude parallèle à celle du Napel.

L'Aconit que nous avons analysé a été recueilli par nous-même au commencement d'août, d'abord aux sources du Gier, en 1891, puis l'année dernière aux sources du Dorlay et dans les parties pierreuses qui l'avoisinent. Nous avons constaté une très grande différence entre l'Aconit des parties humides et celui des parties pierreuses. Tandis que dans les premières, il atteint jusqu'à 1^m,30 c. de haut; dans les secondes, il est rabougri; sa taille ne dépasse pas 50 centimètres. De plus, les racines des unes sont volumineuses, gorgées de suc; les racines des autres sont petites, sèches et subissent par cela même une augmentation en alcaloïde parfaitement appréciable. Au point de vue pharmacologique cette remarque n'est pas sans importance. L'alcoolature, par suite du plus ou moins d'eau qu'elle recevra de la racine, présentera des variations assez étendues.

Nous avons extrait l'Aconitine par le procédé de Duquesnel. Nous lui avons fait subir de légères améliorations; le voici dans tous ses détails:

Les feuilles et les racines fraîches ont été traitées séparément. Elles ont été contusées au mortier, puis mises en contact avec quantité suffisante d'alcool à 90° additionné de 1 partie d'acide tartrique pour 100 parties du végétal. Après une macération de 4 jours, le liquide a été recueilli, le marc pressé fortement et remis en macération ; cette opération a été répétée jusqu'à épuisement complet. Les liqueurs ont été réunies, filtrées et distillées dans le vide obtenu au moyen de la trompe.

La température dans ces conditions oscille entre 35° et 50°; ce dernier point n'a jamais été dépassé. On est à l'abri d'une cause de décomposition de l'Aconitine, cause qui avait complètement échappé aux devanciers de Duquesnel. La distillation brutale explique en partie leur insuccès.

L'extrait qui résulte de cette opération est additionné d'eau distillée; les résines et les graisses sont ainsi séparées. On filtre; le liquide est traité par le bicarbonate de potasse jusqu'à saturation parfaite et enfin agité à plusieurs reprises avec de l'éther sulfurique. Les alcaloïdes mis en liberté se dissolvent dans l'éther. Celui-ci est additionné d'huile légère de pétrole et mis au repos dans un endroit frais. Au bout de quelques heures, on voit apparaître des cristaux qui augmentent avec rapidité. Ils sont tout d'abord colorés; on les débarrasse de leur matière colorante par des cristallisations répétées au sein de l'éther.

On a l'Aconitine cristallisée.

Pour préparer l'azotate, il suffira de suivre les indications de Duquesnel, c'est-à-dire d'agiter, avant la cristallisation, l'éther avec de l'acide chlorhydrique au dixième; de saturer l'acidité de celui-ci par le carbonate de chaux; de l'additionner, à une température de 45° environ, d'une solution aqueuse de 2 parties de nitrate de soude. Par le refroidissement, il se forme de très beaux cristaux que l'on purifie par des cristallisations successives. Cette modification apportée à la première méthode consistant à agiter avec une baguette de verre trempée dans l'acide azotique, les eaux-mères ainsi chargées d'Aconitine, donnent des résultats bien supérieurs.

Nous avons ainsi extrait de l'Aconit Napel du Pilat de l'Aconitine et de l'Azotate cristallisés.

Les feuilles nous ont fourni au kilog. 336 milligrammes.

Les racines de l'Aconit des sources du Gier et du Dorlay ont donné comme moyenne de deux opérations faites à un an de distance: 1 gramme 150 milligrammes.

Les racines de l'Aconit recueillies dans les parties pierreuses : 1 gramme 246 milligrammes.

Ces chiffres montrent que les feuilles sont moins riches que les racines.

Ils prouvent, en ce qui concerne le bien fondé de ce que nous avançions, que la quantité d'Aconitine contenue dans les racines est en rapport avec leur état d'humidité.

Ils nous permettent d'avoir une idée de l'activité de l'Aconit du Pilat.

Duquesnel donne le poids moyen de 1 gramme 50 centigrammes ; il ajoute qu'il peut varier de 50 centigrammes à 4 grammes. Nous faisons remarquer qu'il a opéré sur des racines desséchées. Il est évident que l'eau de végétation disparaissant en grande partie, élève d'autant le pourcentage. Nous avons évité cette dessication : nous voulions en effet établir la véritable teneur en Aconitine cristallisée de l'Aconit du Pilat. Si l'on tient compte de la perte d'eau, nous voyons que nos chiffres sont absolument comparables à ceux de Duquesnel.

Les recherches de Duquesnel ne se sont pas bornées à l'extraction de l'Aconitine cristallisée, il a encore isolé des Aconits Napels qu'il a étudiés, deux autres corps mais amorphes.

L'un, de saveur piquante, est insoluble dans l'eau ; il est toujours peu abondant. Il se sépare des eaux-mères qui ont fourni des cristaux d'azotate, lorsqu'on les additionne d'un léger excès d'ammoniaque : c'est l'Aconitine amorphe.

L'autre s'obtient en saturant les liquides — après formation du premier précipité — par de l'acide tartrique ; en les évaporant et les traitant — refroidis — par de l'ammoniaque en légers excès également. Il s'agglomère en une masse résineuse, brunâtre, amère, non piquante, soluble dans l'eau : c'est la Napelline vraie.

L'Aconit Napel du Pilat nous a donné ces deux précipités plus abondamment avec les feuilles qu'avec les racines. Mais jamais le second précipité, la Napelline de Duquesnel, n'a pu être obtenue suivant ses indications. Il apparaissait généralement avec les feuilles, quelquefois avec les racines, au sein des eaux-mères des préparations de l'Azotate par le procédé du Nitrate sodique.

Le but que nous nous sommes proposé est l'étude de l'Aconitine cristallisée. Nous n'avons pas examiné plus à fond ces deux corps, que leur nature mal définie met en dehors jusqu'à présent de toute application thérapeutique.

Nous ne nous expliquons pas le nom d'Aconitine amorphe donné au premier de ces précipités. Sa saveur piquante rappelle celle de l'Aconitine cristallisée. Mais c'est précisément parce qu'elle en conserve toujours une certaine proportion, comme l'a montré Duquesnel.

Ce fait vient à l'appui de la définition que nous avons donné des Aconitines de Hess, de Hottot, etc., dilution du principe réellement actif au milieu d'impuretés nombreuses, produits de décomposition et bases que l'on ne connaît point encore.

L'Aconitine cristallisée n'est pas un alcaloïde à proprement parler; ses propriétés chimiques la font placer dans la classe des glucosides. Sous l'influence des alcalis, suivant les travaux de Wright confirmés par les recherches ultérieures de Duquesnel, elle se dédouble en acide benzoïque et en une base nouvelle, l'Aconine. — Celle-ci joue le rôle de phénol; l'Aconitine peut donc être considérée comme l'éther benzoïque de l'Aconine.

Elle fond à 183°. Elle est presque insoluble dans l'eau, très soluble dans l'éther, le chloroforme. Sa saveur est amère d'abord, piquante ensuite, donnant une sensation de fourmillement caractéristique. Là s'arrête à peu de chose près, l'histoire chimique de cette substance sur la formule centésimale de laquelle on est encore à discuter. Elle n'offre même pas de caractères chimiques permettant d'affirmer sa présence. Il faut avoir recours à l'expérimentation physiologique qui est devenue pour le cas actuel l'aide indispensable de toute recherche toxicologique.

Nous n'examinons point ici les propriétés de l'Aconitine et de l'Azotate que nous avons préparés. Nous en faisons le début du paragraphe suivant.

III. Propriétés physiologiques de l'aconitine de l'aconit du Pilat. — Comparaison de son activité avec celle d'autres aconitines.

La base que nous avons retirée de l'Aconit du Pilat cristallise en tables rhombiques comme l'Aconitine de Duquesnel. La chaleur a sur elle une action identique : à 140° elle jaunit, indice d'une décomposition partielle; à 183° elle entre en fusion. Elle en possède la saveur amère et piquante et provoque — au plus haut point — sur la langue, la sensation de fourmillement dont nous avons parlé. Ses dissolvants sont les mêmes. Chauffée avec les alcalis elle fournit de l'acide benzoïque.

Son azotate cristallise dans le système clinorhombique. Nous devons cette détermination à l'obligeance de M. le professeur agrégé Didelot de la Faculté de Lyon. Ce sel en petits cristaux est parfaitement blanc; en cristaux volumineux il a un aspect nacré. Il est très soluble dans l'eau.

Suivant l'exemple de Cassariny, nous avons soumis le principe de l'Aconit du Pilat aux réactifs des alcaloïdes qu'il indique dans sa thèse (1). Mais, comme lui, nous n'avons obtenu absolument rien de bien net. Il serait donc superflu d'entrer dans le détail de ces essais. Nous rappelons tout simplement que l'Aconitine ne peut être actuellement caractérisée par l'une ou l'autre de ses réactions.

En quelques mots nous retraçons l'étude chimique qu'il nous a été permis de faire. La chimie de l'Aconitine — nous l'avons dit — se trouve presque tout entière dans la connaissance de ses propriétés physiques; la formule centésimale est loin d'être établie d'une façon indiscutable. Cependant étant donné le but même de ce travail, cet examen est largement suffisant. Il nous permet déjà de mettre en parallèle la base extraite de l'Aconit du Pilat et l'Aconitine de Duquesnel — c'est-à-dire de l'Aconit Napel du Dauphiné.

Nous poursuivons ce parallèle dans l'expérimentation physiologique.

(1) Loco citato,

Voyons d'abord l'action — chez le chien — de l'Azotate d'Aconitine de Duquesnel. Nous résumons le tableau d'intoxication que nous trouvons dans le traité : *Des Aconits et de l'Aconitine (1).*

Un milligramme injecté sous la peau de l'aine ou de l'aisselle détermine de la douleur : l'animal lèche le point piqué. Un quart d'heure après l'injection, le chien manifeste de l'inquiétude ; il se déplace constamment. Puis le train postérieur progressivement devient raide ; cette raideur gagne les pattes de devant ; la station est alors impossible, la marche titubante. En même temps les symptômes du malaise nauséeux, pourléchage, bâillements, salivation, font leur apparition. Des vomissements d'un liquide blanchâtre spumeux, suivent de près et se succèdent bientôt avec des efforts violents, des contractions puissantes des muscles de l'abdomen entraînant la défécation. La respiration, gênée dès le début de l'intoxication, est haletante, irrégulière avec des pauses fort longues. Les pupilles sont dilatées. L'ataxie est complète ; la sensibilité périphérique a disparu. L'animal étendu sur le flanc, poussant des cris plaintifs, exténué par les crises violentes et nombreuses contre lesquelles il a lutté énergiquement, ne tarde pas à mourir en donnant, jusqu'à la fin, des preuves qu'il a conservé la conscience du monde extérieur.

Décrivons maintenant une première expérience faite avec notre azotate d'Aconitine.

Une chienne braque pesant 20 kilog., d'âge indéterminé, mère d'une des séries de petits chiens dont nous parlerons plus loin — reçoit dans le pli de l'aine, exactement un milligramme et demi d'Azotate.

4 h. 35 Injection. — L'animal lèche la piqûre.

4 h. 38 Inquiétude : changement continuel de place.

4 h. 40 La paralysie du train post. commence et également l'irrégularité de la respiration.

4 h. 45 Dilatation de la pupille. — Marche chancelante.

4 h. 48 Salivation, bâillements. — Pauses respiratoires.

(1) Troisième partie — Chapitre Ier.

4 h. 53 Nausées. — Titubation.

4 h. 55 Vomissements.—Liquide spumeux filant; (la chienne
a pris son dernier repas le matin à 8 h.)

5 h. 12 Vomissements avec efforts des plus violents. — Défécation. Cris rauques.

5 h. 13 Pupilles très dilatées. — la chienne cherche les
endroits obscurs, et ne pouvant plus marcher,
rampe pour s'y refugier.

5 h. 30 Les vomissements ont cessé. L'animal piqué réagit
mais très lentement. Couché sur le flanc, il est
calme. La respiration paraît reprendre de sa
régularité.

A partir de ce moment, les symptômes qui s'étaient au début développés et succédés avec une rapidité et une intensité
très grandes, s'affaiblissent peu à peu. Un mieux sensible ne
tarde pas à se montrer et tout nous fait prévoir que la chienne
survivra. En effet, le lendemain, nous la trouvons pas
autrement fatiguée de la secousse de la veille: elle a mangé
complètement la soupe qu'on lui a servi le soir.

Nous lui faisons alors, à 10 heures du matin, une nouvelle
injection d'azotate, mais augmentée d'un demi-milligramme,
soit en un seul coup deux milligrammes. Elle repasse par
toutes les phases que nous avons suivies la veille et meurt
en une heure trois quarts avec des signes non équivoques
de l'intégrité de son intelligence.

Ainsi avec cet azotate nous assistons à tous les phénomènes
de l'intoxication par l'Aconitine, tels que Laborde et Duquesnel
les ont décrits. Dès à présent nous pouvons considérer comme
identiques l'Aconitine de l'Aconit du Pilat et celle de l'Aconit
du Dauphiné.

Mais pour donner à ce point toute l'importance qu'il mérite,
il était indispensable d'aller plus avant dans l'étude de l'activité. Nous avons achevé cette comparaison que nous n'avons
pas limitée à l'Aconitine de Duquesnel. Nos recherches ont
porté sur d'autres Aconitines françaises : l'Aconitine de Petit,
l'Aconitine de la Pharmacie Centrale de France, l'Aconitine
de Billaut, toutes cristallisées et préparées, les deux premières

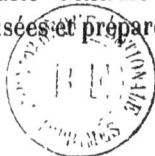

avec l'Aconit des Vosges, la dernière avec un Aconit de provenance inconnue.

Dans les expériences sur lesquelles s'appuie pour ainsi dire le dosage de la puissance d'un médicament, la terminaison fatale est en somme la conclusion. Or les résultats sont inséparables des variations que la race, l'âge, l'état de santé apportent avec eux. Pour en dégager une loi aussi exacte que possible, il est de toute nécessité de se mettre à l'abri de ces causes d'erreur. En modifiant les conditions habituelles de ces sortes d'expériences, nous croyons avoir atténué dans une certaine proportion les effets de la susceptibilité individuelle qui même chez l'animal ne saurait perdre ses droits.

Au lieu de nous adresser à des chiens errants dont il est toujours difficile de déterminer les antécédents, nous avons pris, à leur naissance, des chiens d'une même portée. Nous les avons fait nourrir et élever ensemble. Puis nous les avons sacrifiés au moment où ils devenaient adultes.

Nous avons ainsi utilisé trois nichées. La première se composait de 8 chiens, croisés de braque et de bouledogue. Nous en avons fait deux lots : l'un nous a servi à déterminer le temps moyen d'intoxication par 1 milligramme d'Azotate d'Aconitine de l'Aconit du Pilat.

1er chien, pesant 3 kilog. 650. Meurt en 27 minutes.
2e — — 3 — 700 — 26 —
3e — — 3 — 500 — 30 —
4e — — 3 — 700 — 47 —

Le quatrième chien n'est pas plus fort que le troisième, et cependant il meurt dans un temps presque double. Il a reçu pourtant, et au même moment, une dose égale de la même solution.

Quelles conclusions pourrions-nous tirer de ce fait? Sinon que si nous avions opéré avec les Aconitines d'Aconit de provenance différente, et si nous nous en étions tenus à ces deux seules expériences, comme Laborde et Duquesnel, nous aurions conclu — qu'une Aconitine était deux fois plus puissante que l'autre.

La limite moyenne de la résistance des trois premiers chiens est de 27 minutes.

Nous avions réservé pour l'essai des Aconitines françaises le second lot. A tous les quatre, nous avons injecté un milligramme d'azotate.

En 27 minut. l'Aconit Duquesnel a tué un chien pesant 3 k. 570
— 27 — — Billaut — — 3 k. 520
— 28 — — Petit — — 3 k. 650
— 30 — — Ph^{ie} Centrale — 3 k. 475

Ce tableau n'est-il pas la reproduction fidèle du précédent? Le temps moyen était de 27 minutes: il devient ici de 28.

La deuxième nichée comprenait six frères croisés de chien de chasse et de chien de berger. Tout d'abord à deux d'entre eux nous avons injecté un centimètre cube soit 1 milligramme d'Aconitine de solution vieille de quatre jours. Les crises ont apparu; mais elles étaient loin d'avoir l'intensité et la fréquence de celles déjà observées. Elles ont disparu rapidement laissant les chiens indemnes. Les solutions d'Azotate d'Aconitine perdent de leur puissance: nous avions eu l'occasion de faire cette remarque. Il est probable que l'eau, comme les alcalis et par la même action, décompose l'Aconitine; au fond du flacon on aperçoit, en effet, au bout de quelques jours, un précipité blanc qui ne se redissout pas par agitation.

Nous avons constaté en outre que les solutions, lorsque la température ambiante est assez élevée, sont facilement envahies par les champignons: ce toxique puissant pour les animaux supérieurs est un milieu favorable au développement des organismes inférieurs.

Nous avons préparé de nouvelles solutions et continué avec elles, la série de nos expériences dont voici les résultats:

1° Aconitine Duquesnel. Poids. 8 k. 500. Mort. 46 m.
2° — Pilat. — 8 k. 300 — 44 m.
3° — Billaut — 8 k. 450 — 40 m.
4° — Petit — 8 k. 480 — 42 m.

Nous terminons avec la troisième nichée; elle était composée au début de quatre chiens race mouton; deux seulement ont survécu.

L'un pesait 2 k. 550; il a été tué en 20 minutes avec un demi-milligramme d'Aconitine de Duquesnel.

L'autre pesant 2 k. 750, a résisté 23 minutes à un demi-milligramme également d'Aconitine d'Aconit du Pilat.

L'action de toutes ces Aconitines s'est manifestée avec les symptômes déjà décrits. Il devenait, dès lors superflu et fastidieux d'entrer dans le détail de chacune des expériences : le résultat final seul était intéressant.

Conclusions.

L'ensemble des faits que nous venons de parcourir, nous conduit aux conclusions suivantes :

1° L'Aconit Napel du Pilat est très riche en Aconitine : cette richesse est pour 1 kilogr. de feuilles, de 336 milligrammes : pour 1 kilogr. de racines, elle varie — suivant leur état d'humidité — de 1 gr. 110 mil. à 1 gr. 246 mil. ;

2° L'Aconitine de cet Aconit Napel a les propriétés physiques de l'Aconitine de Duquesnel : son action est la même : sa puissance égale ;

3° Les Aconitines des Aconits des Vosges, du Dauphiné, du Pilat ont mêmes réactions physiologiques, même activité.

Les deux premières conclusions constituent l'idée même du travail que nous publions aujourd'hui : la troisième en est la généralisation. Elle tend à prouver que les variations de l'Aconitine chimiquement pure ne sont pas justifiées — au moins dans les limites où nous nous sommes renfermés.

Le voisinage des Aconitines amorphes : le manque de prudence : la difficulté de concilier, dans certains cas, la susceptibilité individuelle et son action puissante et rapide, telles sont pour nous les causes ordinaires des accidents enregistrés au compte de ce médicament.

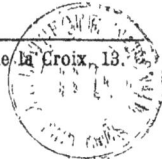

St-Etienne, imprimerie et lithographie J. PICHON père, rue de la Croix, 13.